AF377425

UN MOT

SUR

LA REVACCINATION

PAR

LE DOCTEUR H. PORRAT,

Médecin à Cunlhat (Puy-de-Dôme).

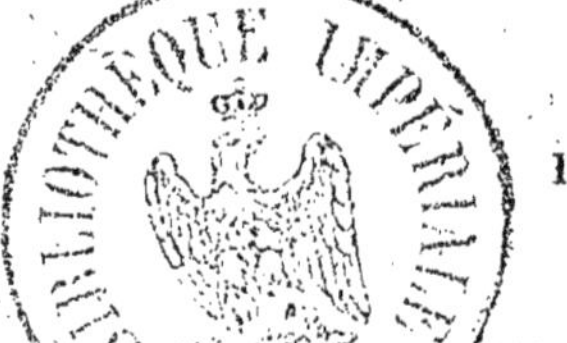

Ambert,

GRANGIER, IMPRIMEUR-LIBRAIRE.

1866.

UN MOT

SUR

LA REVACCINATION

PAR

LE DOCTEUR H. PORRAT,

Médecin à Cunlhat (Puy-de-Dôme).

En présence des cas nombreux de variole observés dans quelques communes de l'arrondissement
d'Ambert (Puy-de-Dôme) et dans la crainte de voir
cette terrible maladie revêtir le caractère épidémique, je crois le moment opportun venu de dire un
mot, non sur la vaccine, mais sur la revaccination.

La revaccination! beaucoup de médecins, vont
crier au blasphême. Oser mettre en doute l'immunité complète et durable produite par l'inoculation
vaccinale! Eux qui, dans leur enthousiasme, font
de Jenner une idole et de son invention un Fétiche;
ces hommes oublient que les œuvres gigantesques
exigent plus d'un ouvrier pour arriver à bonne fin,
et que au moment où Dieu créa le monde il n'en
chassa pas le progrès.

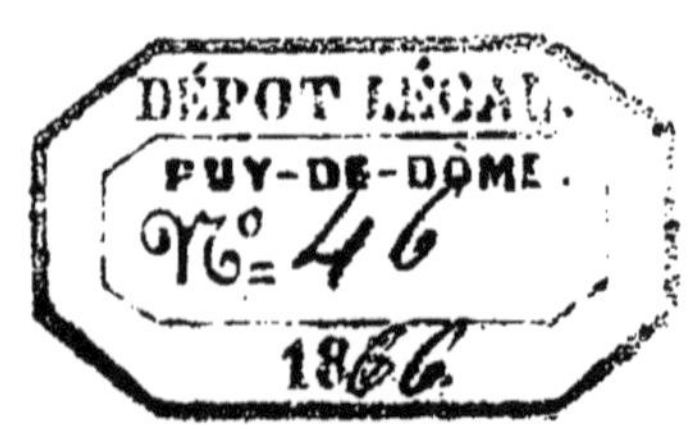

Lorsqu'une question touche à un si haut degré aux intérêts les plus chers à l'humanité, lorsque dans plus d'un cas on voit la préservation vaccinale être insuffisante, quelle que soit l'autorité des hommes qui défendent l'opinion contraire, le devoir du médecin consciencieux est de rechercher dans les faits de sa pratique ou dans ceux que lui fournit l'observation d'autrui, les preuves suffisantes pour établir sa conviction et pour placer dans les meilleures conditions de sécurité la vie des sujets confiés à ses soins.

Les faits qui se sont passés sous nos yeux, pendant les deux années de notre pratique civile, nous ont permis de constater qu'une première vaccination n'est pas toujours une garantie absolue contre les atteintes de la variole.

Les quelques lignes que nous soumettons à la bienveillante appréciation de nos confrères de l'arrondissement ont été écrites dans le but de détruire certains préjugés répandus, surtout dans les populations de nos campagnes. On sait avec quelle difficulté, l'inoculation vaccinale, vers son apparition, fut acceptée par les personnes vivant loin des villes. L'évidence même a mis du temps à les convaincre. Il n'est donc pas étonnant que la revaccination rencontre des incrédules parmi les individus à qui l'on présentait autrefois la vaccine comme un préservatif infaillible. Détruire cette dernière idée, sans faire perdre à l'invention de Jenner le prestige qu'elle a si péniblement acquis, n'est pas chose facile.

Nous ne dirons rien de la vaccine et nous aborderons de suite la revaccination, en examinant les principales opinions qui ont été émises à ce sujet.

Grâce à la découverte de l'immortel Jenner, l'humanité croyait être à tout jamais préservée des ravages d'un des fléaux les plus meurtriers. La survenance de la petite-vérole, après une vaccination préalable, opérée depuis un certain nombre d'années, fit naître des doutes sur la stabilité de la préservation produite par la vaccine.

La présomption d'une cessation probable des effets de la vaccine se changea en certitude quand on vit la varioloïde et même la variole se montrer de plus en plus fréquemment et même épidémiquement sur les sujets déjà vaccinés. Dans le cours des grandes épidémies observées en France, il devint évident que la vertu préservatrice de la vaccine n'était que temporaire ; la petite-vérole épargnait en général les enfants soumis à l'inoculation depuis quelques mois ou depuis quelques années, tandis que les sujets âgés de 20 ou 30 ans ou même ceux d'un âge plus avancé n'étaient pas à l'abri de ses atteintes. Ces résultats de l'observation, loin de jeter du discrédit sur l'invention de Jenner, attirèrent l'attention des praticiens et les engagèrent à profiter des leçons de l'expérience, pour perfectionner l'œuvre de celui qui a tant de droit à la reconnaissance de la postérité.

On chercha à se rendre compte de cette puissance relative de la vaccine. Différentes explications furent données : beaucoup de médecins attribuèrent la préservation incomplète à ce que les individus n'avaient eu que la fausse vaccine ; d'autres prétendirent, non sans raison, qu'il en était de l'aptitude

vaccinale comme de l'aptitude variolique ; d'après
eux, une première inoculation ne suffirait pas toujours pour l'éteindre d'une manière complète. En
effet, le même virus inoculé de bras à bras à un
certain nombre de sujets ne produit pas toujours
des résultats identiques : chez quelques-uns le nombre des pustules égale, surpasse même, celui des pi-
qûres ; chez d'autres c'est le résultat opposé qui a
lieu. Cette différence tient évidemment à l'inégalité
de l'aptitude vaccinale.

Enfin, aux yeux de plusieurs médecins, le virus-
vaccin, dans ces innombrables transmissions, aurait perdu une partie de sa vertu, sa puissance aurait
dégénéré.

Nous passons sous silence la nécessité qu'il y
aurait à revenir au Cowpox, cela nous entraînerait
trop loin. L'Académie de médecine s'en est occupée
assez longuement, nous attendons le résultat.

En présence des faits observés, l'idée de faire
une seconde inoculation qui achèverait de produire
une préservation laissée inachevée, se présenta tout
naturellement à l'esprit des médecins, et dès 1818
nous voyons la revaccination mise en pratique en
Écosse (1), en Allemagne et en Russie (2). En
France, la revaccination n'a été étudiée que fort
tard ; elle rencontra de nombreux adversaires parmi
les hommes dont le nom fait autorité dans la science.
L'Académie de médecine nomma, en 1838, une
commission de vaccine, mais ajourna tout jugement.

M. Breschet est le premier qui a su attirer l'atten-

(1) Thompson.
(2) Harder, de St-Pétersbourg.

tion sérieuse des médecins sur l'intérêt qui se rattachait à l'étude des revaccinations, et sous son influence l'Académie mit au concours quelques questions relatives à la vaccine. L'un des lauréats, M. Bousquet, conclut dans un mémoire (1) qu'il a publié, que la vertu préservatrice de la vaccine est illimitée pour la plupart des sujets et temporaire pour un petit nombre.

Dans l'impossibilité où l'on est de connaître exactement le degré d'immunité de chaque individu, la prudence doit rendre obligatoire une opération insignifiante par elle-même, mais dont les bons effets ne sauraient être contestés.

M. Serres formule son opinion en ces termes :

« La revaccination est le seul moyen d'épreuve que la science possède pour distinguer les vaccinés qui sont définitivement préservés de ceux qui ne le sont qu'à des degrés plus ou moins prononcés. L'épreuve de la revaccination ne constitue pas une preuve certaine que les vaccinés chez lesquels elle réussit, fussent destinés à contracter la variole, mais seulement une grande probabilité que c'est particulièrement parmi eux que cette maladie est susceptible de se développer. En temps ordinaire, la revaccination, dont l'application ne saurait être trop recommandée, doit être pratiquée à partir de la quatorzième année; en temps d'épidémie, il est prudent de devancer cette époque. »

A partir de cette époque, la cause de la revaccination est gagnée, et l'étude de cette importante

______

(1) Traité sur la vaccine.

question va occuper l'attention de tous les médecins qui, désireux de connaître la vérité, savent mo-
difier leur conviction en présence de faits incontes-
tables et bien observés. La répétition des épidémies
de variole a permis de contrôler les résultats de
l'observation, et aujourd'hui la revaccination est généralement regardée comme une opération destinée
à compléter l'œuvre de Jenner et à donner une immunité à peu près certaine aux individus chez lesquels une première inoculation n'a pas complètement éteint la réceptivité variolique.

La question des revaccinations a provoqué trois
opinions principales que nous allons essayer de
comparer entr'elles :

1° *L'action de la vaccine s'use avec l'âge, la
préservation n'est que temporaire.*

D'après les partisans de cette opinion, on voit sou-
vent la petite-vérole sévir sur des individus qui avaient
eu dans leur jeunesse la vaccine la plus régulière et en
apparence la plus propre à éteindre la réceptivité variolique ; de plus, à l'époque où l'inoculation du
virus-vaccin commençait à être mise en pratique, les
cas de varioloïde ou de variole chez les vaccinés
étaient très-rares et même nuls, parce que l'immunité donnée par la vaccination était dans toute sa
vigueur. Mais, si cela était, si l'aptitude à la variole
renaissait après un certain nombre d'années, il
faudrait qu'une fois le terme de l'action préservatrice
expiré, tous les vaccinés jouissent de la même aptitude que les individus privés des bienfaits de la
vaccine. Il est loin d'en être ainsi. Pour s'en convain-

cre, il suffit de jeter les yeux sur le récit de quelques épidémies de variole : on voit alors que le nombre des vaccinés atteints de la petite-vérole est relativement très-limité, tandis qu'il est peu de sujets non vaccinés qui échappent à l'influence épidémique. En admettant l'argument que nous cherchons à réfuter, tous les individus qui auraient dépassé l'époque où la réceptivité morbide renaîtrait devraient se trouver dans les mêmes conditions d'aptitude varioleuse qu'ils portaient avant la vaccination. Or il est impossible de soutenir une pareille doctrine quand on voit des hommes vaccinés depuis plus de vingt ans braver impunément la contagion variolique, pendant que les sujets non vaccinés paient un large tribut à la maladie régnante.

On a cru trouver dans la fréquente réussite des revaccinations, à une certaine époque de la vie, une preuve à l'appui de la thèse précédente. Harder, après avoir pratiqué la revaccination sur des individus inégalement éloignés du moment de la première inoculation, fut conduit à conclure que lorsque la vaccination remontait au moins à quatorze ans, la revaccination était suivie dans quelques cas de l'apparition d'une vaccine modifiée, tandis que avant cette époque, la revaccination donnait toujours une fausse vaccine. Cette assertion, vraie pour un petit nombre de cas, est contredite par les résultats obtenus à la suite d'un grand nombre de revaccinations. Si l'action préservatrice de la vaccine avait une durée déterminée toujours la même, comment pourrait-on se rendre compte de la réussite de la revaccination chez des individus jeunes

et de son insuccès assez fréquent après une vaccination remontant même à plus de vingt ans?

L'opinion de Harder est partagée par F. Heine,
qui soutient que la puissance préservatrice de la
vaccine s'affaiblit peu à peu et disparaît même tout
à fait chez presque tous les individus.

Pour cet auteur, la réceptivité variolique, éteinte
momentanément par la vaccination, reparaît vers
l'âge de 14 ans, et c'est ce moment qu'il conviendrait de choisir comme étant le plus favorable au
succès de la revaccination. Dans les cas où l'inoculation complémentaire échouerait une première
fois, il faudrait la répéter jusqu'à l'apparition de
l'éruption caractéristique.

Malgré l'autorité du docteur Heine, il est impossible d'admettre sa proposition en présence des résultats obtenus à la suite des nombreuses revaccinations pratiquées dans différents pays et à des
époques variables. On voit, en effet, que, malgré
tous les soins apportés à la réussite d'une nouvelle
inoculation, il y a un assez grand nombre d'individus qui restent complètement réfractaires, et on
est bien forcé d'admettre chez eux une préservation
indéfinie.

En 1838, l'Académie de médecine prescrivit la
revaccination, et M. Dézéiméris proclama la durée
limitée des effets de la vaccine. D'après lui, la vertu
de la vaccine irait en s'affaiblissant d'une manière
constante depuis le moment de l'inoculation. A une
certaine époque de la vie, chaque individu perdrait
toute immunité et il serait nécessaire alors de recourir à la revaccination. Les médecins qui accep-

tent l'opinion dont nous venons de parler ne sont pas d'accord sur l'époque à laquelle il conviendrait de renouveler l'inoculation vaccinale. M. Heine conseille de la faire après 14 ans, d'autres pensent que la réceptivité variolique peut renaître au bout de 6 ou 7 ans.

2° *La vaccine est inviolable par le temps et procure une préservation toujours viagère.*

D'après les médecins qui adoptent cette idée, la variole serait excessivement rare après une bonne vaccination, et beaucoup mettent en doute sa possibilité, parce qu'ils ne l'ont jamais observée.

Dans une question aussi importante, on doit, sans idée préconçue, recourir à tous les moyens capables de faire connaître la vérité et ne pas dédaigner les observations des autres, pourvu qu'elles soient faites avec impartialité et bonne foi. En parcourant les récits des grandes épidémies et ceux des épidémies ordinaires, on s'assure, par un assez grand nombre de faits, que plus d'une fois la préservation a fait défaut, quoique l'inoculation eût été faite dans les meilleures conditions. Jenner lui-même, vers la fin de sa vie, admettait la possibilité de la variole après vaccine, parce qu'il avait vu plus d'une fois cette fièvre éruptive se manifester chez des individus qu'il avait jugé lui-même bien vaccinés.

La perpétuité absolue de la préservation après une seule vaccination a trouvé, surtout en France, des partisans passionnés, parmi lesquels nous voyons figurer M. Sédillot et M. Gaultier de Claubry. Ce dernier a cherché à prouver que si la vaccine n'est pas le préservatif absolu et infaillible de la variole, elle est au moins le plus certain et le plus exempt de danger; la varioloïde est la seule chance défavorable à laquelle, dans la plupart des cas, les vaccinés soient exposés tant qu'il y a autour d'eux des individus aptes à contracter la variole primitivement. M. Gaultier de Claubry se base sur les motifs qui suivent pour condamner la revaccination :

« Sa réussite la plus complète, dit-il, ne prouve pas nécessairement qu'un sujet avait cessé d'être préservé par la vaccine, qu'il était devenu apte à contracter la variole; de plus, la pratique de cette opération prescrite comme mesure générale, loin d'être utile, exercerait la plus funeste influence sur les destinées ultérieures de la vaccine dans l'esprit des populations auxquelles, depuis quarante ans, on n'est pas encore parvenu à faire adopter une première vaccination, lorsqu'on la leur présentait comme un préservatif assuré et durable contre la variole. »

Mais, nous le demandons, quelle est la valeur de ce dernier argument? Ceux qui l'ont adopté ont-ils bien réfléchi, pensent-ils par hasard que les populations conservent leur foi en la vaccine en voyant les vaccinés contracter la variole et mourir ou rester mutilés?

M. Gaultier de Claubry est loin de la vérité, lorsqu'il affirme que les sujets bien vaccinés n'ont jamais eu que la varioloïde. Sans doute il en est quelquefois ainsi, mais combien ne pourrait-on pas citer

d'exemples de variole développée sur des sujets soumis antérieurement à une bonne inoculation vaccinale? Nous nous bornerons à citer les deux faits
suivants, que nous empruntons au rapport de M. Serres (1845), qui prouvent la possibilité de la variole
chez les sujets bien vaccinés, et de plus mettent en
évidence les vertus de la revaccination pour compléter l'immunité laissée inachevée, dans quelques cas,
par une première inoculation du virus prophylactique.

« Au mois de mai 1821, la variole régnait à Man-
toue ; elle pénétra dans l'hospice des enfants trouvés,
douze en furent atteints, on revaccina les autres au
nombre de deux cents et la contagion s'arrêta.

» La variole s'étant développée dans le collége de
Sorrèze, atteignit quarante élèves dont deux seulement n'avaient pas été vaccinés ; le directeur fit re-
vacciner tous les autres, au nombre de trois cents,
et dès ce moment le fléau cessa brusquement. »

3° *La puissance salutaire de la vaccine est absolue pour la majorité des cas et incertaine pour
la minorité.*

Les deux premières opinions, diamétralement
opposées, ont le tort d'être trop exclusives : en présence des faits qui donnent raison à chacune d'elles,
il est rationnel de penser que la puissance salutaire
de la vaccine est absolue pour la majorité des sujets
et incertaine pour la minorité. Cette conclusion doit
conduire les médecins à recourir d'une manière générale à la revaccination, car il est impossible de
distinguer autrement que par ce moyen les sujets

qui ont besoin de l'inoculation complémentaire.

L'examen impartial des nombreuses épidémies de variole observées depuis la découverte de la vaccine et la variabilité des résultats obtenus à la suite de toutes les revaccinations légitiment cette manière de voir. En effet, lorsqu'on voit la petite-vérole se déclarer chez des sujets antérieurement bien vaccinés, à une époque plus ou moins éloignée de l'inoculation préservatrice, tandis que d'autres gardent toute leur vie une immunité complète et traversent impunément des épidémies meurtrières; lorsqu'on voit la revaccination pratiquée à plusieurs reprises sur le même individu, avec toutes les précautions favorables à sa réussite, rester tout à fait sans résultat, tandis que chez d'autres sujets il est possible d'obtenir une deuxième et même une troisième fois l'éruption caractéristique de la bonne vaccine, on est bien forcé alors de rattacher la survenance de la variole chez quelques-uns à ce que l'inoculation a été insuffisante pour faire disparaître complètement l'aptitude variolique.

L'opinion actuelle, qui nous semble la seule acceptable dans l'état présent de la science, a été savamment défendue par M. Steinbrenner (1), dans son ouvrage remarquable couronné par l'Académie des sciences. Cet auteur, après avoir montré l'erreur dans laquelle se trouvent les médecins qui admettent la durée illimitée de la préservation vaccinale, et ceux qui accordent au virus vaccin une vertu de prophylactique temporaire s'exprime ainsi :

(1) Traité sur la vaccine.

« La vérité devait se trouver entre ces deux opinions extrêmes, et pour la trouver il fallait chercher à les combiner ensemble, de manière à concilier leurs contradictions dans un terme moyen qui servît de liaison à ce qu'elles renferment de vrai et obvier à ce qu'elles ont d'outré ou de faux.

» La vertu préservatrice de la vaccine est absolue dans la presque totalité des cas où la prédisposition était bien établie lors de la vaccination et a fourni au virus inoculé un aliment suffisant pour bien faire développer la fièvre vaccinale générale qui a servi alors à détruire complètement toute la prédisposition. Mais toutes les fois qu'un obstacle quelconque s'est opposé à la destruction complète de la réceptivité, la vertu préservatrice de la vaccine n'est plus que temporaire. Dans ce cas, le reste de la réceptivité regagne peu à peu en énergie et peut enfin après un espace de temps plus ou moins long prédisposer de nouveau à la variole. Dans d'autres cas enfin, la maladie vaccinale est restée locale et n'a rien détruit de la réceptivité ou trop peu pour lui ôter sa force prédisposante ; la contagion peut alors agir librement et amener la variole presque immédiatement après la vaccine. »

La revaccination est le seul moyen dont la science dispose pour s'assurer du degré de préservation que chaque individu présente après qu'il a été soumis à une bonne inoculation, et, de nos jours, l'aveuglement et la routine peuvent seuls jeter le blâme ou le discrédit sur ce mode de vérification aussi innocent que certain. En effet, il résulte d'un grand nombre d'expériences qu'une revaccination faite sans succès n'entraîne après elle aucun dérangement ni dans la santé, ni dans les occupations des individus, et alors même qu'elle ne semble d'aucune utilité, elle a encore l'avantage de donner à celui qui y est soumis, à sa famille, à la société une garantie nouvelle contre le développement d'une maladie dont la transmissibilité n'est que malheureusement trop bien établie.

Lorsque la revaccination est suivie de succès, l'éruption qui lui succède diffère peu de la vaccine primitive. Les symptômes généraux offrent peu d'intensité, tandis que les phénomènes locaux se manifestent plus rapidement, marchent plus vite et sont moins énergiquement caractérisés. Le virus produit est efficacement transmissible, et au lieu d'une cicatrice il reste une simple tâche.

Dans la plus grande majorité des cas, tout se passe avec la plus grande bénignité et les vaccinés ne ressentent ni malaise ni dérangement. Il importe cependant de ne point passer sous silence que sous l'influence de certaines circonstances (Constitution médicale, saison, âge des sujets), il peut survenir quelques accidents faciles à prévenir lorsqu'on agit avec prudence et que l'opération est pratiquée en temps opportun.

Avant de terminer, deux questions se présentent:

1° *Quel est le moment de l'année le plus favorable pour pratiquer la revaccination?*

Il résulte de nombreuses observations de revaccination qu'il faut pratiquer cette opération, lorsqu'on a le choix, à un moment de l'année où la température est peu élevée (printemps et automne) et jamais dans le temps où règnent les affections typhiques, les érésipèles, etc. Après l'opération un régime approprié et le repos trouvent leurs indications.

2° *A quel moment de la vie convient-il de pratiquer la revaccination?*

Cette question n'est pas la plus facile à résoudre et il est difficile d'y répondre catégoriquement, les documents que l'on peut invoquer étant insuffisants et surtout contradictoires. Toutefois il résulte des statistiques publiées par les auteurs, que généralement les sujets reconnus bien vaccinés ne contractent dans les épidémies, lorsqu'ils en sont atteints, ni la variole, ni la varioloïde avant l'expiration de dix ou douze années après la vaccine. Ces données trouvent leur confirmation dans les résultats fournis par les revaccinations aux différents âges de la vie. M. Laglade, qui a publié sur cette question un mémoire plein d'intérêt, a établi expérimentalement ce fait : il a pratiqué l'inoculation secondaire sur 2,201 individus d'âge différent ; les limites sont 5 ans et 70 ans. Dans plus d'un tiers des cas, l'opération a été suivie d'efflorescence vaccinale, mais c'est surtout entre la 10ᵉ et la 30ᵉ que le chiffre des succès complets a été considérable, après 30 ans les succès de revaccination sont assez rares.

Jusqu'à ce que de nouvelles observations prouvent le contraire, il y aurait donc avantage de prescrire une seconde inoculation vers l'époque à laquelle la susceptibilité pour la variole semble plus prononcée. Cette fièvre éruptive est sans doute de tous les âges, mais elle a cependant des préférences bien marquées ; la plupart des nosologistes la regardent comme une maladie de l'enfance et de la jeunesse. Pour ce motif, presque tous les observateurs pensent que la revaccination pratiquée entre la 15e et la 18e année, est très-convenable pour préserver les sujets qu'une première inoculation n'aurait pas suffisamment garantis. Il est inutile d'ajouter qu'en temps d'épidémie, la prudence fait un devoir au médecin de soumettre sans retard à l'opération complémentaire le plus grand nombre d'individus, sans distinction d'âge, afin de diminuer autant que possible les chances d'extension du fléau et d'atténuer ses ravages.

En dehors de ces cas exceptionnels, nous croyons qu'une seule revaccination reconnue bonne suffit pour éteindre complètement la réceptivité variolique, et qu'il n'est pas nécessaire de se soumettre à l'inoculation tous les cinq ans, comme le conseillent plusieurs auteurs et parmi eux M. Trousseau.

H. PORRAT.

Février 1866.

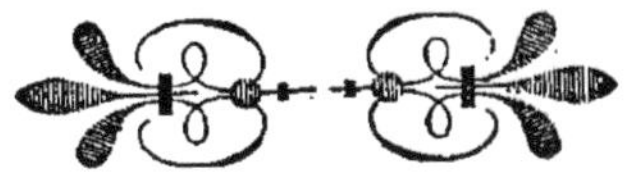

Ambert, Imp. de Grangier.